DE LA

KÉRATITE PARENCHYMATEUSE

PAR

R. P. Emile LAFFITTE,

Docteur en médecine de la Faculté de Paris.

PARIS

A PARENT, IMPRIMEUR DE LA FACULTÉ DE MEDECINE

29-31, RUE MONSIEUR-LE-PRINCE, 29-31.

1879

DE LA

KÉRATITE PARENCHYMATEUSE

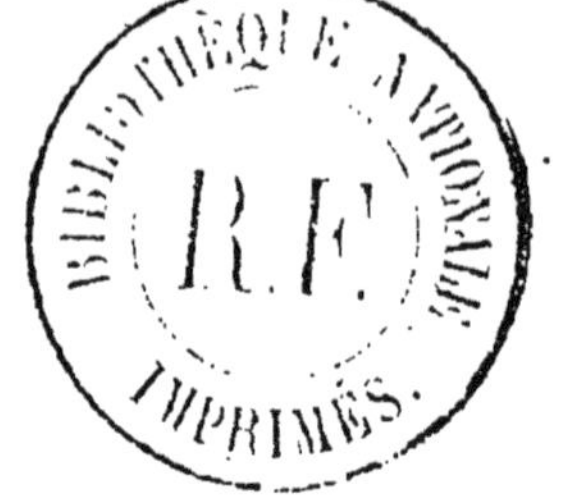

PAR

R. P. Emile LAFFITTE,

Docteur en médecine de la Faculté de Paris.

PARIS

A. PARENT, IMPRIMEUR DE LA FACULTÉ DE MEDECINE

29-31, RUE MONSIEUR-LE-PRINCE, 29-31.

1879

A MON EXCELLENT PÈRE

A MON EXCELLENTE MÈRE

Faible témoignage de mon affection et de ma vive reconnaissance pour les sacrifices si nombreux qu'ils se sont imposés pour moi.

A TOUS MES PARENTS

A MES AMIS

A MON PRÉSIDENT DE THÈSE

M. LE PROFESSEUR TRÉLAT

Officier de la Légion d'honneur
Professeur de pathologie externe
Chirurgien de l'hôpital de la Charité, etc.

A MES MAITRES DANS LES HOPITAUX

A M. LE DOCTEUR GALLARD

Médecin de l'hôpital de la Pitié
Officier de la Légion d'honneur

A M. LE DOCTEUR Benjamin ANGER

Professeur agrégé de l'école de médecine
Chirurgien de l'hôpital Saint-Antoine
Chevalier de la Légion d'honneur

A M. LE DOCTEUR FIEUZAL

Médecin en chef de l'hospice des Quinze-Vingts
Chevalier de la Légion d'honneur

Agréez ici, mon cher maître, mes sincères remerciements pour la bienveillance exceptionnelle que vous m'avez témoignée pendant tout le temps que je suis resté attaché à votre clinique.

DE LA

KÉRATITE PARENCHYMATEUSE

I. — Historique.

Signalée par différents auteurs dès le commencement de ce siècle sous le nom de kératite interstitielle (Wardrop), kératite parenchymateuse (Virchow), kératite proprement dite (Warthon Jones), kératite interstitielle diffuse (Velpeau), kératite disséminée (Desmarres), kératite vasculaire (Sichel), cornéite scrofuleuse (Mackenzie), la kératite parenchymateuse n'est réellement entrée dans le cadre nosologique, comme une maladie distincte des autres affections de la cornée, que depuis Hutchinson qui en 1859 publia 64 observations de kératite qu'il nomma hérédo-syphilitique. Cet auteur s'attacha surtout à démontrer que cette affection était toujours rattachée à la syphilis héréditaire.

La même année, Galligo publia deux observations qui venaient à l'appui de l'opinion du chirurgien anglais.

Plus tard bon nombre d'auteurs sont venus controverser les observations de Hutchinson, et contester l'existence de la syphilis héréditaire chez tous les individus atteints de kératite parenchymateuse.

Enfin en 1871 la Société de chirurgie, dans une mémorable discussion à laquelle prirent part MM. Panas, Girard-Teulon, Giraldès, Dolbeau, Marjolin et Demarquay, élucida ce point de l'étiologie de la kératite parenchymateuse. Les avis furent partagés ; mais la majorité des membres se rangea à l'opinion de M. Panas et admit que la scrofule était surtout le terrain sur lequel se développait la kératite cachectique, nom qu'il donnait alors à la kératite parenchymateuse et qu'il a conservé dans ses leçons sur la kératite.

II. — Étiologie.

Tout le monde admet et les nombreuses observations publiées jusqu'à ce jour attestent que la kératite parenchymateuse est toujours liée à un état général, tels que la scrofule, le lymphatisme, la syphilis acquise ou héréditaire. Il est à remarquer cependant que presque jamais on ne trouve les antécédents de la scrofule ganglionnaire, la conjonctivite et la kératite phlycténulaires, la conjonctivite granuleuse, la blépharite, etc., mais bien l'impétigo de la face, l'acné lymphatique, l'eczéma strumeux, les nodus aux jambes, l'angine ulcéreuse.

La face offre souvent une conformation toute particulière, comme si elle avait subi un arrêt de développement. La peau en général et celle de la face en particulier est épaissie, rude et flasque. La racine du nez est très-large et enfoncée. Les dents, sur lesquelles Hutchinson a tant insisté, offrent un caractère tout spécial. Peu à peu l'émail disparaît des incisives, depuis la couronne jusqu'à la table; elles sont taillées en biseau, présentent une échancrure sur le milieu de leur bord libre ce qui les a fait comparer avec juste raison à un W. Enfin si on examine la voûte palatine, on la trouve dans certains cas étroite et ogivale.

La kératite parenchymateuse est une maladie propre à l'enfance et à l'adolescence. Les nombreuses statistiques que nous avons pu recueillir nous ont donné une moyenne de 10 ans. Jamais on ne l'a constatée au-dessous de 2 ans et elle est très-rare au-dessus de 25 ans.

Les filles sont plus sujettes que les garçons à la kératite parenchymateuse. Sur 64 observations, Hutchinson a eu 42 filles et 23 garçons. Toutes les observations personnelles que nous publions plus loin se rapportent à des filles.

III. — Anatomie de la cornée.

Avant d'entrer dans la description de la kératite, nous croyons devoir rappeler succinctement l'anatomie de la cornée, telle du moins qu'elle est généralement admise aujourd'hui.

La cornée, convexe en avant, concave en arrière, est cette membrane qui complète en avant le globe de l'œil.

Elle se compose de cinq couches :

1° L'épithélium de la face antérieure, pavimenteux, stratifié. Il est formé de cellules renfermant un noyau entouré de granulations pigmentaires très-manifestes.

2° Au-dessous se trouve une membrane anhiste, élastique, qui d'après Arnold ne serait autre chose que le chorion de la conjonctive bulbaire. C'est la membrane de Bowman intimement soudée à la substance propre de la cornée.

3° Vient ensuite la couche moyenne ou substance propre de la cornée. Elle est formée de fibrilles, réunies en faisceaux soudés entre eux par un ciment. Il y a, en outre, un système canaliculaire découvert par His et injecté pour la première fois par Lebert, et qu'il appelle les lymphatiques de la cornée. Ces canalicules sillonnent la cornée dans tous les sens et communiquent entre eux. C'est dans ces canalicules, que circule, au dire de certains auteurs, la lymphe ou liquide nourricier de la cornée. Ils renferment, en outre, des cellules fixes qui représentent les éléments cellulaires propres de la cornée et des cellules morbides représentant les éléments migrateurs. Les premières qui constituent un revêtement endothélial du système de la cornée et de canalicules lymphatiques sont susceptibles de s'atrophier et sont remplacées alors par les éléments migrateurs qui deviennent cellules fixes, permettant ainsi un renouvellement constant du tissu cornéen.

4° Sous le parenchyme cornéen se trouve une membrane amorphe très-solide, membrane de Demours ou de Descemet qui se divise à sa circonférence en deux parties : la profonde se réfléchit en rayonnant sur la partie périphérique de l'iris et forme le *ligament pectiné iridien ;* l'autre plus superficielle se confond avec la paroi postérieure du canal de Schlemm avec ce qu'on appelle l'anneau tendineux de Dollinger.

5° Enfin un épithélium formé de grandes cellules hexagonales et contenant chacune un gros noyau.

Les vaisseaux sanguins ne se trouvent que sur les limites de la cornée, ses bords et la surface qui leur est contiguë. Par contre la cornée reçoit un très-grand nombre de nerfs (40 à 45). Ils viennent du plexus des nerfs ciliaires et, en pénétrant dans le parenchyme, se dépouillent de leur myéline et vont se perdre en se divisant et en se subdivisant dans la couche épithéliale antérieure.

IV. — Anatomie pathologique.

Virchow est le seul qui ait pu examiner une cornée atteinte de kératite parenchymateuse. Nous résumerons donc ici le résultat de ses recherches.

D'après cet auteur la kératite parenchymateuse serait une sorte d'hypertrophie aiguë avec tendance à la dégénérescence du tissu propre de la cornée. Dans le cas qu'il lui a été donné d'examiner il a trouvé les vaisseaux périkératiques gonflés et dilatés par le sang, la cornée opaque est tuméfiée dans toute son épaisseur. Dans une coupe perpendiculaire à la surface, on constatait que l'opacité n'était pas régulière et qu'elle ne portait que sur une zone limitée du tissu. Cette zone commençait immédiatement au côté postérieur et au pourtour de la cornée tout près de la membrane de Descemet, au point où s'insère l'iris. Ici elle continuait horizontalement sa marche pour finir par redescendre du côté opposé d'une manière analogue.

A un plus fort grossissement il a trouvé que l'altération portait spécialement sur les cellules ou corpuscules de la cornée. A mesure qu'on se rapprochait du point opaque les corpuscules devenaient plus volumineux et moins transparents. Pendant que ces éléments augmentent de volume, le contenu des cellules devient plus opaque, et à cette opacité est dû l'aspect blanchâtre de la cornée puisque la substance fondamentale est exempte de lésions. Cette altération est due en partie à l'existence de particules graisseuses (Virchow, *Pathologie cellutaire*).

Le parenchyme cornéen n'est pas seul atteint, la couche épithéliale subit aussi des modifications notables. On y trouve des amas exsudatifs, des cellules épithéliales récemment formées. Ces troubles de la couche épithéliale disparaissent les premiers et indiquent la disparition prochaine des altérations situées plus profondément.

V. — Symptomatologie.

La kératite parenchymateuse suit une marche régulière que nous diviserons avec tous les auteurs en trois périodes généralement bien caractérisées :

1° La cornée présente un aspect louche, elle est parsemée de points grisâtres; c'est la première période ou période d'infiltration parenchymateuse ;

2° La membrane est sillonnée par des vaisseaux, c'est la période de vascularisation ;

3° Les vaisseaux diminuent, le trouble disparaît, la cornée s'éclaircit peu à peu, c'est la troisième période, ou de résolution.

§ I. *Infiltration parenchymateuse.*

Au début, il n'est pas rare de voir les malades venir consulter parce que leur vue se trouble bien qu'ils ne ressentent aucune douleur, bien que l'aspect extérieur de l'œil ne leur présente rien d'anormal. Dans ce cas, pour découvrir la lésion, on est souvent obligé de recourir à l'éclairage faible à l'aide du miroir plan, ou bien à l'éclairage oblique. On constate alors au centre de la cornée des taches grisâtres, opalines, diffuses situées vers la partie postérieure. Peu à peu l'affection gagne en épaisseur et en étendue, et, au bout d'un temps plus ou moins long, toute la cornée est envahie. Cette membrane présente alors un aspect blanchâtre, lactescent, que la plupart des auteurs ont comparé, avec juste raison, à la teinte de la *pierre à fusil* : A ce moment l'opacité atteint un tel degré qu'il est quelquefois impossible d'apercevoir la papille ni même l'iris. On dirait que la cornée est imbibée d'une eau de savon plus ou moins chargée et que des flocons de lymphe ou d'albumine concrète en entrelardent les couches sans ordre et sans régularité sur différents points. C'est cet état que Bérard a comparé avec un rare bonheur au ciel pommelé. En regardant la cornée de près, on ne lui retrouve plus son poli, la couche épithéliale semble rugueuse, la surface cornéale est devenue inégale et mate, comme chagrinée, elle rappelle un verre dépoli, une glace sur laquelle on aurait soufflé de près pendant quelques instants.

Au lieu de débuter par le centre, la kératite peut attaquer d'abord le circonférence de la cornée. La lésion se présente alors sous l'aspect d'un anneau ou simplement d'un arc de cercle situé à égale distance du centre et de la périphérie, et gagne de proche en proche toute la surface de la cornée.

Enfin, la cornée peut se prendre par plaques et tour à tour, de sorte que la portion précédemment affectée peut avoir recouvré sa transparence lorsque de nouveaux secteurs de la cornée deviennent à leur tour opaques.

Les symptômes fonctionnels dans cette période ne sont pas constants. Sans réaction inflammatoire, la vue se trouble plus ou moins, en général beaucoup, au point que certains malades ne peuvent lire ni même se conduire. La photophobie et le larmoiement se montrent en général au début de la maladie.

Cette période peut durer plus ou moins longtemps et quelquefois même constituer à elle seule toute la maladie, comme dans notre observation n° 1.

§ II. *Période de vascularisation.*

Quand la cornée est complètement envahies au bout d'un certain temps, on constate l'apparition de vaisseaux fins, rectilignes, profonds, qui pénètrent dans le champ de la cornée. Nous entrons dans la deuxième période où période de vascularisation. Il est fréquent de voir cette vascularisation commencer par une des extrémités du diamètre vertical de la cornée, et beaucoup plus rarement par une des extrémités du diamètre horizontal. Il est rare aussi de voir la vascularisation se faire d'une façon régulière et en même temps sur tout le pourtour de la cornée. Ces vaisseaux situés profondément, placés immédiatement sous la membrane de Bowman, sont quelquefois si nombreux et si serrés les uns contre les autres qu'on peut les prendre pour un épanchement sanguin interlamellaire, pour un hypohéma, qui occuperait la moitié de la cornée. Dans ce cas, ce n'est qu'à l'aide de l'éclairage oblique et avec un verre grossissant qu'on parvient à faire le diagnostic. M. Desmarres père, a observé chez une jeune femme une tache rouge, placée entre les lamelles de la cornée, dans laquelle on pouvait, au moyen d'une loupe, suivre des myriades de vaisseaux. Quelquefois les vaisseaux ont un volume très-marqué et on peut les suivre depuis la sclérotique jusqu'au centre de la cornée.

Ce genre de vascularisation de beaucoup le plus fréquent a été expliqué de la façon suivante : Des arcades formées par le cercle périkératique ou anneau péricornéal partent de petits vaisseaux qui s'avancent peu à peu sur la circonférence de la cornée. A peine ont-il fait quelques dixièmes de millimètres, qu'ils se réunissent de nouveau et forment une première série d'arcades. De ces arcades partent d'autres vaisseaux qui se réunissent pour former une deuxième série d'arcades, et ainsi de suite jusqu'à ce que la cornée soit entièrement vascularisée ; ou bien l'anse vasculaire s'allonge et pénètre dans le tissu cornéen sans se diviser.

Mais il n'est pas possible d'expliquer de même la vascularisation qui débute par le centre de la cornée comme l'a plusieurs fois observé notre maître, M. Fieuzal, et comme nous avons pu en rapporter un cas dont nous avons été témoin (Obs. II).

Ici, sans qu'il soit possible de découvrir sur la cornée aucune communication avec les vaisseaux périkératiques, on voit apparaître au centre, ou à peu près, un point rougeâtre tout à fait semblable à celui que nous avons signalé plus haut comme pouvant être confondu avec un hypohéma et formé aussi par une agglomération de petits vaisseaux, d'où partent ensuite ceux que l'on voit sillonner la cornée. Il faut donc admettre qu'ils se sont formés de toute pièce sur place, et nous devons avouer que quant à présent ce mode de formation nous échappe complètement.

Cette période dure habituellement plus que la première et il est souvent impossible d'en prévoir même approximativement la fin. L'expérience seule semble prouver que la durée s'abrège quand la cornée présente partout une teinte grisâtre, tandis que si la coloration est jaunâtre, la guérison s'en trouve fortement retardée.

Les symptômes physiologiques sont très-accentués. Les malades accusent des douleurs quelquefois très-vives, mais se plaignent surtout d'un épiphora excessif et constant, à tel point qu'en écartant leurs paupières, on voit s'échapper des flots de larmes.

La photophobie se présente avec des exacerbations, et

comme en général, les deux yeux sont simultanément pris, les malades sont condamnés à habiter pendant des semaines une chambre obscure, et par conséquent ils sont atteints pendant ce temps d'une cécité presque complète.

§ III. *Période de résolution.*

Quand la période de résolution commence, on voit le nombre et le calibre des vaisseaux diminuer peu à peu, et par conséquent l'œil perdre sa teinte rouge. Les signes fonctionnels, douleurs ciliaires, larmoiement, photophobie diminuent d'intensité et même disparaissent. Les cellules devenues graisseuses qui formaient les taches et donnaient à la cornée cet aspect blanchâtre et lactescent que nous avons décrit dans la première période, se résorbent et sont remplacées par des cellules de nouvelle formation. En un mot la cornée recouvre insensiblement et de jour en jour sa transparence. Tous les auteurs s'accordent pour reconnaître que cette période a une durée moyenne de trois à quatre mois.

Malheureusement il n'en est pas toujours ainsi et il arrive trop souvent encore que, malgré un traitement bien dirigé, une *restitutio ad integrum* ne peut être obtenue. On voit alors de véritables plaques de tissu cicatriciel qui se sont formées dans les lames propres de la cornée. C'est à ces plaques que Riberi donnait le nom de produits froids, et nous admettons volontiers avec M. Desmarres père, qu'elles sont dues à l'organisation des produits morbides qui circulent pendant la maladie dans les lamelles de la cornée. Comme tous les agents thérapeutiques mis en usage jusqu'à ce jour sont sans action sur elles, peu gênantes lorsqu'elles occupent un point quelconque de la circonférence de la cornée, elles nécessitent, au contraire, une iridectomie quand elles occupent le champ pupillaire, pour rendre la vue aux malades.

VI. — Diagnostic.

Au début, les malades ne se plaignent que d'une diminution dans l'acuité visuelle. Aucune douleur n'étant quelquefois accusée, l'œil, au premier abord, paraissant sain, on pourrait confondre la kératite parenchymateuse avec l'amblyopie. Mais, dans ce cas, la difficulté que l'on éprouve à éclairer le fond de l'œil fait tout naturellement localiser le siége de la lésion dans les milieux transparents, et l'éclairage oblique permet dès lors de constater que cette lésion occupe le parenchyme cornéen.

Dans la kératite ponctuée, la lésion occupe la face postérieure de la cornée, elle est formée de petits points généralement disposés en triangle dont la base est à la circonférence et en bas. De plus, la kératite ponctuée étant due presque toujours à une iritis séreuse, les symptômes de cette dernière maladie mettront sur la voie du diagnostic.

Les taches de la cornée, les opacités permanentes, métalliques ou autres, sont plus uniformes, plus limitées

Arrivée à la deuxième période, on pourrait confondre la kératite parenchymateuse avec le pannus cornéen, d'origine granuleuse, mais, dans ce dernier cas, les vaisseaux sont conjonctivaux, superficiels, plus fins et plus tortueux. Leur couleur est aussi plus rouge, d'un rouge écarlate. Enfin, en retournant les paupières, on y découvrira presque toujours l'existence de granulations.

Pour faire le diagnostic différentiel de la kératite parenchymateuse d'avec la kératite phycténulaire, il me suffira de rappeler que dans cette dernière affection la couche épithéliale est soulevée par un petit amas de leucocytes où se rendent tous les vaisseaux, affectant ainsi la forme d'un triangle, dont le sommet correspond à la phlyctène. De plus, les vaisseaux sont couchés sur une infiltration grisâtre, toujours très-limitée, et l'injection périkératique se circonscrit près de l'endroit du passage des vaisseaux sur la cornée.

Enfin il n'arrive que trop souvent que la kératite parenchymateuse, tout à fait au début, est confondue avec la conjonctivite simple : le médecin frappé par les signes physiques, rougeur de l'œil, photophobie, larmoiement, n'examine pas la cornée, ou bien l'examine seulement à l'œil nu et n'aperçoit pas les lésions interlamellaires qu'on ne reconnaît, comme nous l'avons dit plus haut, qu'à l'aide de l'éclairage oblique. Il suffira, dans ce cas, de remarquer que le malade se plaint d'une sensation de gravier sous les paupières, de plus, que ces dernières lui semblent lourdes et qu'il éprouve une certaine difficulté à les ouvrir le matin. Dans la kératite parenchymateuse, le malade n'accuse rien du côté des paupières qu'il tient fermées parce que la lumière lui fait mal.

Nous avons cru devoir signaler cette erreur possible, à cause des graves inconvénients qu'occasionne l'application dans la kératite parenchymateuse de collyres astringents (sous-acétate de plomb, sulfate de zinc, nitrate d'argent, etc.) si efficaces dans la conjonctivite.

VII. — Complications.

Cornée. — Les opacités constituent quelquefois des plaques jaunâtres presque écailleuses qui s'organisent à la longue et finissent par devenir indélébiles. C'est surtout lorsque la maladie ayant été méconnue, on a fait usage au début de l'affection de collyres astringents qui ont laissé sur la cornée des dépôts métalliques, qu'il est très-difficile, pour ne pas dire impossible, de faire disparaître.

Iris. — L'iritis est une des complications les plus fréquentes de la kératite. Rarement l'iris s'enflamme au début ou même dans la seconde période : la cornée se vascularise, l'iris paraît indemne. Au contraire, lorsque la période de résorption apparaît, on constate souvent l'existence de synéchies postérieures. Ces adhérences ne cèdent pas toujours aux instillations d'atropine et nécessitent quelquefois l'iridectomie, comme chez la jeune fille qui fait l'objet de notre observation V.

Choroïde. — Cette membrane est rarement atteinte dans la kératite par enchymateuse. Il est vrai que les vaisseaux que l'on rencontre dans la seconde période de la kératite sont profonds et ont le plus souvent des connexions avec ceux de la choroïde. D'un autre côté, la choroïdite se rencontre en général chez les scrofuleux. Peut-être pourrait-on dès lors invoquer la coïncidence?

Rétine. — L'inflammation gagne rarement les membranes profondes de l'œil : dans les cas malheureux où on la constate, il faut craindre pour la vue des malades. Galezowski a observé un cas de décollement de la rétine et explique de cette façon les amauroses survenues dans le cours de la kératite parenchymateuse, et signalées par Desmarres le père.

Oreilles. — La surdité est une des complications les plus fréquentes. Elle avait été signalée par Hutchinson ; et un oculiste anglais, Davison, a étudié avec le plus grand soin le rapport de la kératite parenchymateuse avec la surdité. Il a noté qu'elle se développait chez les jeunes sujets (11 à 16 ans), chez les individus mal logés, mal nourris, chez les jeunes filles mal réglées. Parmi toutes ses observations, il n'a noté la surdité que chez un garçon, ce qui, en se rapportant à l'âge, permettrait de se demander si le développement des organes génitaux ne joue pas un certain rôle. Or, il signale deux observations qui semblaient venir à l'appui de cette assertion.

1° Jeune fille de 16 ans. Suppression accidentelle des règles, et bientôt apparition de troubles du côté de l'ouïe et du côté de la cornée. On fut obligé de pratiquer une iridectomie qui amena l'amélioration de la vue, et en même temps l'ouïe revint.

2° Jeune fille de 15 ans. Kératite, surdité. Même traitement qu'à la première. Même succès.

Dans quelques cas, la trompe d'Eustache était altérée; dans tous la membrane du tympan était atteinte à des degrés variables. Elle présente une teinte roux grisâtre qui s'évanouit peu à peu en laissant la membrane épaissie, blanche, terne, et ayant perdu son élasticité. Dans le cas où la lésion est aussi étendue, il est rare que l'ouïe soit recouvrée entièrement.

VIII. — Marche de la maladie.

La kératite parenchymateuse est généralement double. Dans les observations que nous avons recueillies, les deux yeux ont été atteints.

Quel est l'œil le premier atteint? L'observation seule semble démontrer que c'est l'œil gauche, et c'est aussi ce qui ressort de la statistique publiée par Hutchinson,

Les deux yeux peuvent être atteints simultanément, De Wecker en a rapporté des exemples ; mais ce dernier cas est assez rare.

IX. — Pronostic.

Considérée, quant à sa terminaison, la kératite parenchymateuse est une affection relativement bénigne. La cornée, en effet, ne s'ulcère ni ne suppure jamais. Les sujets qui sont atteints de cette affection, quand, pendant l'évolution de cette maladie, ils ne se sont pas soumis à un traitement irrationnel, finissent toujours par guérir, les uns totalement, les autres en ne conservant qu'un léger nuage devant la cornée, qu'une faible diminution dans l'acuité visuelle.

Il est donc de toute importance d'être bien informé de ce fait que la vascularisation n'est que transitoire, afin de rassurer les malades ou les parents.

Cependant la nature peut dépasser le but qu'on s'était proposé, et les vaisseaux qui sillonnent la cornée devenir si nombreux qu'ils donnent à cette membrane le même aspect que lorsqu'elle est affectée d'un pannus sarcomateux. Dans ce cas, il faut se hâter de surprendre les fomentations chaudes et ne les reprendre plus tard qu'avec la plus grande prudence. Quelquefois même le suppression de la chaleur ne suffit pas pour diminuer la vascularisation de la cornée, on devra recourir à la sclérotomie et scarifier les vaisseaux de la conjonctive.

Considérée quant à la durée, la maladie est d'un pronostic fâcheux. En effet, comme nous l'avons dit plus haut en parlant de la symptomatologie, chacune des périodes de la kératite peut durer des semaines, des mois. On ne s'étonnera donc pas lorsque nous dirons que la maladie tout entière peut durer des années. Or, pendant tout ce temps, ou du moins pendant les deux premières périodes, les malades sont condamnés à une cécité presque complète, bien souvent même dans l'impossibilité de se conduire. Ici encore il est du devoir du médecin de prévenir les malades ou les parents, afin d'éviter les funestes conséquences d'un traitement empirique, ou d'une médication irrationnelle, auxquels ils seraient, jusqu'à un certain point, excusables de se soumettre pour chercher à mettre fin aux souffrances physiques et morales qu'ils endurent.

OBS. I. — **Kératite parenchymateuse bénigne. Guérison.**

Sœur X..., 33 ans, vient à la Clinique le 27 janvier 1879. Sa santé générale est bonne; elle n'accuse aucune maladie antérieure. Etant enfant, elle se rappelle avoir eu beaucoup de croûtes dans la tête, et aujourd'hui elle offre l'aspect du tempérament lymphatique.

Il y a un mois, sans motifs connus, elle s'est aperçue que la vision de l'œil gauche diminuait. Elle n'a ressenti aucune douleur, l'œil n'était pas rouge, il n'y avait pas de larmoiement. En examinant la cornée à l'éclairage oblique on voyait qu'elle était louche à la partie inférieure et on portait le diagnostic : kératite parenchymateuse.

Aujourd'hui tout l'œil est envahi et la malade ne voit qu'à travers un nuage de l'œil gauche.

Depuis trois jours la malade ressent les mêmes phénomènes dans l'œil droit et l'on peut y constater l'existence de la même lésion.

On lui ordonne d'instiller dans chaque œil trois gouttes de collyre d'atropine, et de faire trois fois par jour, vingt minutes chaque fois, des applications de compresses trempées dans une infusion de camomille à la température de 35° à 40°

24 *février*. Nous revoyons la malade pour la seconde fois, et à notre grande surprise nous constatons que les deux yeux présentent l'aspect normal et la malade nous dit, d'elle-même, que sa vision est parfaitement nette. Elle est guérie.

Cette observation nous paraît intéressante d'abord au point de vue de l'âge de la malade, car comme nous l'avons dit dans notre chapitre de l'étiologie, exprimant d'ailleurs l'opinion de tous les auteurs, cette maladie est rare après 25 ans.

De plus la guérison a été obtenue avec une rapidité insolite, sans que la maladie ait passé par les trois périodes qui la caractérisent. Fait bien curieux, et qu'il n'est pas de notre compétence d'expliquer.

Obs. II. — Kératite parenchymateuse double. Vascularisation débutant par le centre de la cornée.

L'enfant D..., 5 ans, se présente à la clinique le 6 janvier 1879. La mère nous raconte que sa fille a beaucoup souffert en nourrice et qu'elle est restée chétive jusqu'à l'âge de 3 ans, tandis qu'aujourd'hui sa santé est bonne, quoiqu'elle offre l'aspect du tempérament lymphatique. Pas d'hérédité; son frère et sa sœur plus jeunes qu'elle se portent très-bien.

Il y a huit jours, la mère s'aperçut que l'œil gauche de l'enfant légèrement rouge, présentait une tache blanchâtre à la partie inférieure de la cornée, et il nous est facile de constater que la partie inférieure de cette membrane est infiltrée et que l'on a affaire à une kératite parenchymateuse. Il existe une légère photophobie, du larmoiement; les dents sont dépourvues d'émail.

Traitement : huile de foie de morue. Atropine (trois gouttes par jour), compresses chaudes.

13 *janvier*. Toute la cornée est prise; aspect louche plus prononcé à la partie inférieure de la cornée, photophobie, larmoiement. L'iris n'est pas atteint, la pupille est largement dilatée.

17 *janvier*. L'œil droit commence à se prendre depuis hier. La malade dit qu'elle voit trouble, et on peut facilement constater l'existence d'une légère tache blanchâtre située au centre de la cornée.

24 *février*. On voit à la partie inférieure de la cornée gauche, au point qui a été pris le premier, un amas sanguin tout à fait semblable à un hypohéma. L'éclairage oblique nous permet de constater qu'il est formé par un nombre infini de petits vaisseaux. La cornée droite est complétement laiteuse.

19 *mars*. On aperçoit aujourd'hui sur la cornée droite une plaque rouge tout à fait centrale et à l'aide de l'éclairage oblique nous pouvons nous assurer qu'elle ne communique pas avec les vaisseaux scléroticaux et tout autour la cornée offre un aspect blanc sale parfaitement uni.

Sur la cornée gauche on voit également une tache centrale rouge, séparée de celle signalée précédemment par une bande de deux millimètres, sans communication avec les vaisseaux périkérostiques. La maladie est arrivée à sa seconde période.

Le 27. Les deux cornées ont une teinte rouge, sale, complétement unie et à travers laquelle il est tout à fait impossible de voir l'iris. L'enfant est complétement aveugle, mais n'accuse aucun symptôme qui puisse nous faire craindre l'iritis. On insiste pour que le traitement déjà institué soit ponctuellement exécuté.

30 *avril*. L'enfant qui n'avait pas été conduite à la clinique depuis un mois, accuse une grande amélioration dans sa vue, elle commence déjà à distinguer les objets, la photophobie et le larmoiement ont diminué. L'aspect des cornées a changé ; elles sont plus pâles et nous croyons que dans quelques jours la maladie entrera dans sa troisième période.

Obs. III. — Kératite parenchymateuse double. Amélioration de l'œil droit. Guérison presque complète de l'œil gauche.

L'enfant F..., 12 ans est amenée à la clinique le 17 juin 1878; kératite parenchymateuse au début sur l'œil gauche; l'œil droit est sain. Cette enfant se plaint que depuis huit jours son œil est rouge, qu'elle y voit trouble, qu'elle est incommodée par le larmoiement et que la lumière lui fait mal. Sa mère croyant que son enfant était atteinte d'un simple catarrhe conjonctival lui a bassiné tout d'abord son œil avec de l'eau de sureau; mais voyant que l'affection augmentait elle s'est décidée à la conduire à la consultation.

Cette enfant est d'un tempérament tout à fait scrofuleux; elle porte au cou du côté gauche une tumeur ganglionnaire de la grosseur d'un œuf de poule. Les incisives écartées, sont dépourvues d'émail. Aucun symptôme de la diathèse syphilitique ne nous est avoué par les parents.

Lorsque nous voyons l'enfant, la cornée est louche, semblable à un verre dépoli, l'œil tout entier est rouge, et nous avons assez de peine à écarter les paupières d'où il s'échappe un flot de larmes.

On ordonne du sirop d'iodure de fer à l'intérieur; trois fois par jour une goutte de collyre d'atropine et des compresses chaudes.

Un mois après l'œil droit se prend de la même facon, et comme les parents en avaient été prévenus ils ont appliqué sur les deux yeux le traitement qui avait été institué pour l'œil gauche.

22 septembre 1878. La période de vascularisation commence sur l'œil gauche. On voit tout autour de la cornée une série de petits vaisseaux qui envahissent cette membrane sur un espace d'environ 2 millimètres. La cornée droite est tout à fait opaque mais non vascularisée. Le larmoiement et la photophobie sont très-intenses, et l'enfant quoique munie d'un bandeau appuie fortement ses mains sur ses yeux, pour augmenter l'obscurité.

Le traitement reste le même.

L'affection suit son cours jusqu'au mois de mars 1879. A ce moment, la vascularisation de la cornée gauche diminue sensiblement, tandis qu'elle est toujours la même sur la cornée droite.

7 mai. Les symptômes fonctionnels ont tout à fait disparu. La cornée gauche s'est éclaircie au point qu'il ne reste au centre que quelques taches presque imperceptibles.

La cornée droite est encore louche et sillonnée par des vaisseaux pâles et qui n'occupent que la circonférence.

Bien qu'à plusieurs reprises l'enfant nous ait accusé des douleurs du côté des oreilles, nous n'avons jamais noté la plus légère diminution du côté de l'ouïe.

Obs. IV. — Kératite parenchymateuse double. Evolution rapide.

L'enfant F..., 11 ans, au dire de la mère s'est toujours bien porté et n'a jamais présenté aucun symptôme ni aucune manifestation de la scrofule. Son aspect extérieur dénote d'ailleurs une santé parfaite. Les dents quoique légèrement écartées ne présentent aucune altération.

Le début de l'affection remonte à 18 jours. A ce moment l'œil gauche a commencé par être un peu rouge; mais l'enfant ne paraissait même pas s'en douter et on lui fit des applications d'eau de roses. Deux jours après le médecin consulté fit instiller quatre gouttes par jour de collyre d'atropine et ordonna en même temps des compresses d'eau de mélilot.

Aujourd'hui, 19 février 1879, l'affection augmentant, la mère conduit son enfant à la consultation. La cornée gauche est complétement opaque, et permet à peine de voir l'iris. On peut néanmoins s'assurer que la pupille est entièrement dilatée et qu'il n'y a pas d'adhérences. A la partie inféro-interne, on voit une teinte rouge qui au premier abord pourrait être prise pour un hypohéma, et qu'à l'aide de l'éclairage oblique on reconnaît être un amas de vaisseaux finement serrés les uns contre les autres. L'œil droit est tout à fait sain. On porte le diagnostic de kératite parenchymateuse et on conseille le sirop d'iodure de fer comme traitement général, ainsi que les instillations de collyre d'atropine et les compresses chaudes comme traitement local.

4 *mars*. La cornée gauche est entièrement vascularisée; la malade ne peut même pas compter les doigts.

Depuis deux jours elle se plaint que la vue de l'œil droit se trouble, et à l'éclairage oblique on aperçoit assez facilement qu'il existe déjà un certain louche sur la cornée. On institue le même traitement sur les deux yeux.

28 *avril*. L'affection a envahi les deux yeux au même degré. Les signes fonctionnels sont peu intenses. Aussi nous osons espérer que la maladie ne sera pas de longue durée.

Obs. V. — **Kératite parenchymateuse double. Iridectomie. Amélioration momentanée.**

Mlle D..., 15 ans, présente l'aspect caractéristique du tempérament scrofuleux; le nez aplati, les lèvres très-épaisses, la figure pâle, enfin elle porte sur le cou la marque indélébile de la diathèse.

Elle est atteinte, en outre, d'une hypertrophie cardiaque qui a débuté en même temps que l'affection oculaire, et chose singulière une affection s'améliore lorsque l'autre s'aggrave. Il n'y jamais rien eu du côté des oreilles. Les dents sont normales. Enfin nous signalerons tout particulièrement que cette jeune fille n'a jamais été réglée.

En 1877 elle a été soignée par M. Galezowski pour une kératite parenchymateuse double et qui avait débuté par l'œil droit.

Le 8 février 1878 elle est venue à la consultation des Quinze-Vingts pour la même affection, s'accompagnant de vives douleurs péri-orbitaires, sans que l'œil fût enflammé, sans photophobie, sans larmoiement; sous l'influence de l'atropine et du sulfate de quinine une amélioration notable s'est produite et la malade a cru qu'elle était guérie.

3 *février* 1879. Depuis deux jours une nouvelle poussée inflammatoire s'est manifestée sur l'œil gauche, qui est rouge, il y a une légère photophobie et du larmoiement, la cornée est blanchâtre et on voit à la partie interne quelques vaisseaux qui vont jusqu'au centre. La malade se plaint de vives douleurs périorbitaires, l'iris est verdâtre. On ordonne de nouveau du sulfate de quinine et du collyre d'atropine.

Le 10. Malgré le traitement, les douleurs persistent, la pupille reste contractée et on aperçoit de nombreuses adhérences antérieures; on fait faire des frictions sur la région sus orbitaire avec l'onguent napolitain belladoné.

5 *mars*. Les instillations d'atropine n'ont aucune influence

sur l'iris; les douleurs sont encore très-vives, la photophobie et le larmoiement excessifs : on pratique une iridectomie. L'opération ne présente aucun incident particulier à noter.

Cinq jours après on fait la même opération sur l'œil droit, et au bout de huit jours la malade sort de la clinique. A ce moment, la photophobie et le larmoiement sont considérablement diminués, les deux cornées se sont éclaircies, et on pourrait presque considérer la malade comme guérie.

Le 4 *mai*. La malade, que nous n'avions pas revue depuis trois semaines, revient aujourd'hui avec une nouvelle poussée inflammatoire sur l'œil gauche. La photophobie et le larmoiement sont très-intenses, elle se plaint même de quelques douleurs dans la région sus-orbitaire. La cornée est tout à fait opaque. L'œil droit, au contraire, est encore relativement sain, la cornée sans tache. On fait instiller du collyre d'atropine dans l'œil gauche, on ordonne des compresses chaudes et du sulfate de quinine.

Nous n'avons plus revu la malade.

Obs. VI. — Kératite parenchymateuse double. Amélioration.

Enfant B..., 6 ans, d'un tempérament tout à fait strumeux, a été affectée d'un mal de Pott qui a nécessité l'usage d'un corset pendant trois ans. Elle est chétive et a l'aspect d'une petite vieille : ses dents sont tombées, à l'exception des canines et de quelques molaires, encore sont-elles privées complétement d'émail.

La mère nous raconte qu'à l'âge de 2 ans cette enfant a été atteinte d'une affection tout à fait semblable à celle qu'elle porte en ce moment. Après six mois de traitement elle était parfaitement guérie, sans qu'il en restât la moindre trace.

Il y a un an cette enfant a présenté tous les symptômes du début de la kératite parenchymateuse, et c'est contre cette maladie que le traitement a été dirigé, c'est-à-dire qu'on lui a fait prendre alternativement de l'huile de foie de morue et du sirop d'iodure de fer, pendant qu'on faisait instiller dans chaque œil trois gouttes par jour de collyre de sulfate neutre d'atropine.

Il n'y a eu jusqu'à présent aucune complication à signaler du côté de l'iris.

Le 14 *janvier*. Aujourd'hui, les deux cornées sont sillonnées par de nombreux vaisseaux. La photophobie et le larmoiement sont très-modérés. On continue le traitement.

Le 25 *février*. Les vaisseaux sont plus pâles et moins nombreux, la malade accuse une amélioration dans l'acuité visuelle; nous entrons donc dans la troisième période de la maladie, c'est-à-dire dans la période de résorption.

Le 18 *avril*. La photophobie et le larmoiement ont considérablement diminué. Bien que la cornée soit encore louche, la malade commence à entrevoir les objets.

Le 5 *mai*. Les deux cornées s'éclaircissent de jour en jour; l'enfant naguère aveugle, non-seulement se conduit, mais encore peut jouer avec ses camarades. Tous les symptômes fonctionnels ont disparu.

Obs. VII. — Kératite parenchymateuse double. Chute des incisives.

Mlle R... (Marie), 25 ans, s'est toujours bien portée et n'a jamais présenté aucune manifestation du tempérament strumeux : de taille moyenne, elle paraît bien constituée.

Au mois de janvier 1875, sans cause connue, elle s'aperçut que son œil gauche était rouge, avec une légère photophobie et du larmoiement. Elle se présenta à la clinique de M. le Dr Fieuzal, qui constata l'aspect terne de la cornée et diagnostiqua une kératite parenchymateuse au début. Il ordonna le collyre d'atropine (trois gouttes par jour), les compresses chaudes et le sirop d'iodure de fer.

Deux mois après l'œil droit se prit de la même façon, et au bout de quinze jours les signes fonctionnels, photophobie et larmoiement, devinrent si intenses que, dit la malade, non-seulement j'étais obligée de rester tout le temps dans une chambre obscure, mais encore je cherchais à augmenter l'obscurité en m'enfermant dans une armoire. » Tout en continuant le traitement déjà indiqué, on y ajouta le sulfate de quinine et les frictions avec l'onguent napolitain belladoné sur la région sus-orbitaire.

Peu à peu les cornées devinrent complétement opaques, et la malade fut aveugle durant un an. Pendant ce temps, les incisives perdirent peu à peu leur émail et finirent par tomber, tandis que toutes les autres dents sont parfaitement saines. Il n'y a jamais eu de surdité, il n'y a eu aucun trouble du côté des organes génitaux. Les deux premières périodes de la maladie ont duré deux ans.

Mars 1877. Toute vascularisation a disparu, les cornées sont lactescentes; l'épithélium cornéen étant reformé, on suspend le collyre d'atropine et les compresses chaudes, et on commence l'usage de la pommade au précipité jaune. Six mois après la malade venait seule à la clinique, et on pouvait suivre de jour en jour les progrès de la guérison.

Le 21 *avril* 1879. Aujourd'hui, il ne reste qu'un léger nuage sur les cornées, ce qui n'empêche pas la malade de lire, d'écrire, de coudre et même de déchiffrer la musique, aussi facilement et à la même distance, dit-elle, qu'avant la maladie. Elle continue le traitement général et l'usage de la pommade, et nous nous croyons autorisé à espérer que toute trace de l'affection finira par disparaître.

OBS. VIII. — Kératite parenchymateuse de l'œil gauche remontant à 3 ans. Même affection sur l'œil droit depuis 9 mois. Amélioration.

Mlle J. B..., 18 ans, d'une forte constitution et d'un embonpoint au-dessus de la moyenne, n'est à Paris que depuis quatre mois. Elle s'est toujours très-bien portée, elle n'a jamais eu de gourme, elle n'a jamais présenté aucune manifestation du tempérament lymphatique.

Réglée à l'âge de 14 ans, depuis ce moment ses règles n'ont

jamais été interrompues. Jamais de surdité ; ses dents ne présentent pas la moindre altération.

Il y a trois ans, son œil gauche étant devenu rouge, avec une légère photophobie et du larmoiement, elle alla trouver un médecin qui lui fit instiller des gouttes d'un collyre dont elle ignore le nom, et lui conseilla en outre de se bassiner l'œil avec de l'eau de guimauve et de pavot. Comme l'affection allait en augmentant, des personnes étrangères à la médecine lui conseillèrent divers remèdes qu'elle employa scrupuleusement, dit-elle, sans en retirer le moindre bénéfice.

Enfin la malade entrant dans la deuxième période, qu'elle nous décrit assez bien, elle se décida à aller trouver un autre médecin qui lui ordonna d'instiller deux gouttes par jour de collyre au nitrate d'argent. Les douleurs que lui occasionnaient ces instillations l'empêchèrent de les continuer plus de cinq jours, et à partir de ce moment elle suspendit tout traitement, à l'exception de l'eau de pavot.

Il y a neuf mois seulement l'œil droit se prit à son tour, et elle se contenta de le bassiner avec l'eau de pavot.

Au mois de janvier 1879, lorsqu'elle se présenta à la clinique, la cornée gauche était complétement louche, ne présentant aucune trace de vaisseaux, tandis qu'à droite la vascularisation cornéenne était très-intense. La malade voyait à peine pour se conduire.

On porta le diagnostic suivant :

O. G. Kératite parenchymateuse à la troisième période.

O. D. Kératite parenchymateuse à la deuxième période.

On conseilla l'atropine (0,05 centigrammes pour 10 grammes d'eau distillée), trois gouttes par jour, les compresses chaudes d'une infusion de camomille, trois fois par jour.

La malade, revenue quinze jours après, nous avoua qu'elle avait exécuté très-inexactement la prescription, et qu'elle constatait néanmoins une amélioration sensible dans la vision de l'œil gauche, le seul qu'elle espérât conserver. Nous l'engageons à suivre ponctuellement le traitement, lui promettant le même résultat sur l'œil droit.

Le 30 *avril*. La malade, que nous n'avions pas vue depuis un mois, est complétement changée. L'œil gauche ne conserve plus qu'une tache de 2 millimètres sur la région équatoriale, à l'union du tiers interne avec les deux tiers internes.

Les vaisseaux de la cornée droite ont entièrement disparu, et bien qu'elle soit entièrement louche, la malade nous dit qu'elle y verrait suffisamment de cet œil pour se conduire.

On continue le même traitement.

L'amélioration que nous avons constatée si rapidement sur l'œil gauche, nous porterait à croire que les collyres astringents employés au début, ont contribué pour une large part à retarder la guérison.

D'un autre côté cette observation nous fait voir que si les deux yeux peuvent être pris simultanément, il arrive aussi qu'un œil est malade longtemps avant que l'autre ne se prenne.

M. le Dr Fieuzal nous ayant permis d'emprunter à son compte-rendu de la clinique des Quinze-Vingts les quatre observations qui vont suivre, nous les reproduisons textuellement; car comme le dit très-judicieusement notre maître, elles démontrent d'une manière péremptoire que cette affection est toujours liée à un état général, scrofule, lymphatisme exagéré, syphilis acquise ou héréditaire et que pour la guérir il faut recourir aux modificateurs puissants de ces diathèses diverses et se garder d'employer des irritants locaux pendant la période subaiguë d'épanchement intra-cellulaire, de dégénérescence graisseuse et de réparation qui doit suivre cette dernière.

Obs. IX. — Kératite parenchymateuse double. Dents de Hutchinton. Ulcère scrofuleux d'une amygdale, perforation du voile du palais et de la voûte palatine. Surdité.

L'enfant M. O..., 3 ans, née d'une mère un peu lymphatique mais bien portante en somme, et d'un père qui n'a jamais eu la syphilis, mais qui a les attributs de la scrofule, est prise au milieu des apparences de la santé d'une légère opacité occupant un sixième environ de la cornée gauche, sans rougeur ni larmoiement; puis l'œil droit commence à se prendre de la même façon, et les deux yeux, malgré le traitement général anti-scrofuleux, et un traitement local bien institué, ne tardent pas à être le siége d'une opacité diffuse qui envahit successivement toute la cornée par secteurs; la cornée devient à un moment comme purulente et l'enfant reste aveugle pendant un an et demi. Au cours de son ophthalmie, les oreilles s'étaient prises à leur tour et la surdité s'établissant nous avons eu l'idée de regarder la gorge dont l'enfant ne se plaignait nullement et nous avons trouvé sur l'amygdale gauche une ulcération profonde, à fond sordide, grisâtre, du plus vilain aspect, que nous avons cautérisée avec le crayon de nitrate que nous avions sous la main. En même temps la dose à l'huile de foie de morue a été doublée (elle en prenait déjà trois cuillerées à bouche par jour), et les autres préparations anti-scrofuleuses continuées.

L'enfant habitait la campagne, je l'ai perdue de vue après six mois de traitement. Lorsque je l'ai revue, deux ans après, j'ai constaté une perforation du voile du palais et dans la voûte palatine dans sa partie postérieure, une surdité à peu près complète, et des opacités diffuses uniquement dans la cornée gauche, qui se voyaient à l'éclairage oblique, et qui n'empêchaient nullement cette enfant, exceptionnellement intelligente, de voir à lire et à écrire.

Obs. X. — Kératite parenchymateuse double, dents de Hutchinson. Surdité. Ulcère scrofuleux d'une amygdale et du palais. Perforation de la voûte palatine.

L'enfant C..., 4 ans et demi, pendant le traitement de la kératite parenchymateuse, est prise d'une manière insidieuse et sans douleur, d'un ulcère profond, grisâtre, sur l'amygdale droite en même temps que sur la muqueuse du voile du palais vers la partie postérieure. La perforation de la voûte palatine se fait malgré le traitement énergique institué depuis le début de sa kératite, malgré les préparations iodées, martiales, anti-scorbutiques, le sirop de Gibert, l'huile de foie de morue, enfin les cautérisations employées tour à tour.

La mère de l'enfant est très-bien portante et les renseignements nous manquent sur le père.

Obs. XI. — Kératite parenchymateuse double. Dacryocyste de chaque côté. Perforation de la voûte palatine dans la partie antérieure. Elimination des deux incisives droites et de la canine correspondante avec la partie du maxillaire supérieur dans lequel elles sont implantées et d'une portion notable de la branche horizontale de cet os.

L'enfant X..., âgé de 12 ans, se présente à la clinique pour une kératite parenchymateuse portant sur l'œil gauche. Il est très-petit, très-pâle, et a l'aspect vieillot, qu'on observe chez les enfants issus de parents vieux. Il a du larmoiement depuis longtemps et l'humeur s'amasse dans le coin de ses yeux. La dacryocystite est opérée de chaque côté, et ici, comme dans les cas signalés, le couteau ne rencontre pas de cornet nasal proprement dit, mais un espace très-agrandi par l'usure des os. Les dents n'ont pas le caractère des dents dites de Hutchinson.

Sous l'influence du traitement institué, l'œil gauche s'améliore assez rapidement; puis la cornée s'opacifie de nouveau et finalement s'éclaircit en l'espace de quelques mois, assez pour lui permettre de reprendre son travail; mais l'œil droit se prend peu de temps après le gauche, et sur celui-ci les récidives sont plus fréquentes, et les dépôts parenchymateux beaucoup plus longs à se résorber. Il vient à la clinique depuis deux ans, tous les quinze jours environ, et dernièrement, en regardant ses dents, nous nous apercevons qu'il a un véritable coloboma du maxillaire supérieur, au-dessous du plancher de la fosse nasale droite, et qu'il y a là un espace de 3 centimètres de long, par lequel la bouche communique avec les fosses nasales. Cet espace est bordé par la muqueuse épaissie, formant des découpures analogues à des végétations muqueuses non saignantes.

Le jeune homme nous apprend alors que, sans avoir jamais eu la moindre souffrance du côté de la bouche, et sans avoir interrompu son travail autrement que pour entrer dernièrement dans un hôpital afin d'y être soigné d'une plaie de la jambe, il a, en se mouchant un peu fort, il y a quelques jours, senti tomber quelque chose dans sa bouche. A sa grande surprise il en a retiré trois dents avec un fragment assez considérable d'os: c'est à peine, ajoute-t-il, s'il y a eu un écoulement de sang. Il ne se préoccuperait même pas de cette chute des dents, si depuis, les liquides qu'il veut boire ne passaient malgré lui, de la bouche dans le nez. De plus, il ne peut plus parler que très-difficilement et il y a urgence à faire une staphylorrhaphie.

Obs. XII. — Kératite parenchymateuse double. Dents de Hutchinson. Adénite sous-maxillaire. Surdité et cécité. Syphilis transmise par la nourrice.

L'enfant T..., 13 ans, a eu les cornées entièrement opaques une infiltration dans les lames de la cornée. Traitée pendant trois ans à la clinique, ses cornées se sont éclaircies au point qu'elle est entièrement méconnaissable; cependant la vision ne revenant pas, j'eus un jour la curiosité de regarder le fond de l'œil à l'ophthalmoscope, et je pus constater de chaque côté une chorio-rétinite, ayant l'aspect des mêmes lésions qu'on observe chez les syphilitiques.

J'appris alors de la mère que son enfant avait contracté la syphilis de sa nourrice et qu'après avoir été longtemps en traitement et avoir eu des maladies très-persistantes de la peau et de la gorge, ses yeux étaient devenus faibles, sans qu'on remarquât de traces d'inflammation à l'intérieur. La chorio-rétinite s'était produite neuf ans après l'infection syphilitique, et la kératite parenchymateuse n'étant survenue que quatre ans plus tard. J'ai tenu à m'assurer, et j'y suis parvenu, qu'il n'y avait pas de syphilis héréditaire ; la question avait une réelle importance étant donnée l'opinion de la plupart des oculistes qui considèrent la kératite parenchymateuse comme une forme à peu près constante de syphilis héréditaire. Inutile de dire que l'enfant ne conservait plus d'acuité visuelle, que son champ visuel était lui-même fort restreint, les papilles en grande partie atrophiées, et la cécité à peu près complète.

XI. — Traitement.

Le traitement de la kératite parenchymateuse doit être général et local.

1° *Traitement général.* — Nous avons dit plus haut que l'état lymphatique, la scrofule étaient les terrains sur lesquels se développe la kératite parenchymateuse. On doit dès lors mettre en usage tous les agents thérapeutiques capables de corriger ces tempéraments. On donnera l'huile de foie de morue, l'arsenic, le fer et de préférence le tartrate et l'iodure de fer ; les amers (gentiane, quassia, quinquina).

M. Panas a donné l'iodure de potassium à la dose de 2 grammes par jour, et on a retiré d'excellents résultats.

Il n'en a pas été de même du jaborandi que ce même

chirurgien a expérimenté dans la kératite parenchymateuse, et dont les effets ont été négatifs.

2° *Traitement local.* — On cherchera à hâter l'évolution de la maladie et dans ce but on conseillera les fomentations chaudes d'une infusion de camomille. Ces fomentations qui devront être faites à une température de 30° à 35° seront renouvelées trois fois par jour pendant vingt minutes chaque fois. On pourra se servir soit d'un pulvérisateur soit simplement de compresses que l'on remplace toutes les deux ou trois minutes.

Après chacune de ces opérations on instillera dans l'œil une goutte de collyre au sulfate neutre d'atropine (0,05 centigr. de sulfate neutre d'atropine pour 10 grammes d'eau distillée.). Ces instillations ont pour but de prévenir les complications du côté de l'iris ou de rompre les adhérences lorsqu'elles se sont déjà produites.

Contre les douleurs qui se manifestent trop souvent on pourra ordonner avec des chances de succès soit le sulfate de quinine, soit les frictions sur la région susorbitaire avec l'onguent napolitain belladoné.

L'iridectomie a été pratiquée avec succès par un certain nombre d'auteurs ; d'autres n'ont obtenu que des améliorations. Nous avons vu pratiquer cette opération chez la jeune fille qui fait l'objet de notre Ve observation. Chez cette malade où l'on constatait l'existence de nombreuses synéchies antérieures, que l'usage longtemps prolongé de l'atropine n'avait pas réussi à rompre, on a pu voir cesser comme par enchantement les douleurs intolérables auxquelles elle était en proie depuis plusieurs jours : en même temps la maladie semblait marcher vers une prompte guérison car les cornées s'étaient notablement éclaircies et les symptômes fonctionnels avaient disparu. Malheureusement nous craignons que le mieux n'ait été que passager ; car comme nous l'avons relaté plus haut dans l'observation, la malade est revenue à la clinique avec une nouvelle poussée inflammatoire sur l'œil gauche.

Nous conseillons néanmoins l'iridectomie lorsqu'on n'aura pas réussi à arrêter les complications du côté de l'iris à l'aide d'un traitement approprié et aussi lorsque, en dépit de toute médication, il restera une sclérose de la cornée résultant d'une infiltration profonde, mais circonscrite.

Lorsque la kératite parenchymateuse est arrivée à la troisième période, on peut, pour favoriser la résorption, avoir recours aux applications journalières de la pommade au précipité jaune (0,05 centigr. de précipité jaune pour 10 grammes d'axonge. En mettre gros comme une tête d'épingle chaque soir dans le cul-de-sac conjonctival). Notre maître M. Fieuzal nous a montré des jeunes gens qui avaient les cornées toutes laiteuses et que l'on devait par conséquent conduire à la clinique, tandis qu'aujourd'hui, ils ne conservent que quelques taches diffuses et même assez difficiles à apercevoir.

INDEX BIBLIOGRAPHIQUE.

WARDROP. — Morbid anatomy of the Heimann Eye. 2e édition. London, 1834.

MIRAULT (d'Angers). — Dissertation sur l'anatomie et l'inflammation de la cornée. Th. de Paris, 1823. — Mémoire sur la kératite, Archives générales de médecine, 1834, t. III, p. 3.

VELPEAU. — Dictionnaire en 30 volumes, t. IX.

DENONVILLIERS et GOSSELIN. — Traité pratique des maladies des yeux, 1855.

DESMARRES. — Maladies des yeux, 1854-1858, t. II, p. 239.

WARLOMONT. — Annales d'oculistique, 1852-1860.

HUTCHINSON. — Annales d'oculistique, 1860. Traduction de Testelin.

GALLIGO. — Annales d'oculistique, 1860.

TAVIGNOT. — Annales d'oculistique, 1851, t. XXV, p. XXV, p. 83.

SICHEL. — Iconographie ophthalmologique. Paris, 1859. — Traité de l'ophthalmie, 1837, p. 61.

FANO. — Maladies des yeux. — Paris, 1866.

GALEZOWSKI. — Traité des maladies des yeux. Paris, 1872.

MACKENZIE. — Traité des maladies de l'œil.

DAVIDSON. — Annales d'oculistique, 1871, t. LXV, p. 125.

PANAS. — Leçons sur la kératite, 1876.

FIEUZAL. — Fragments d'ophthalmologie, 1879.

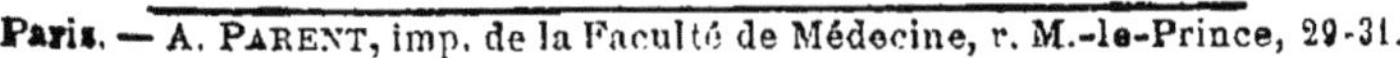

Paris. — A. PARENT, imp. de la Faculté de Médecine, r. M.-le-Prince, 29-31.

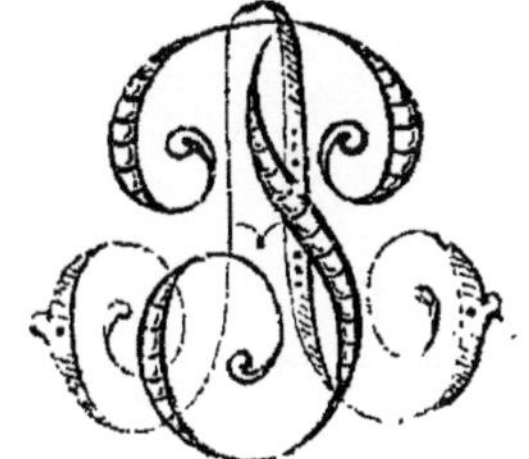

www.ingramcontent.com/pod-product-compliance
Ingram Content Group UK Ltd.
Pitfield, Milton Keynes, MK11 3LW, UK
UKHW020218200726
13856UKWH00004B/1479